Rechtlicher Hinweis und Haftungsausschluss:

Die Informationen in diesem Buch dienen ausschließlich Bildungszwecken. Sie sind nicht als Ersatz für professionelle medizinische Beratung, Diagnose oder Behandlung zu verstehen. Die Inhalte sollen nicht zur Selbst-Diagnose oder Selbst-Behandlung verwendet werden. Es wird dringend empfohlen, für Diagnosen oder spezielle Behandlungspläne einen qualifizierten Arzt oder einen anderen medizinischen Fachmann zu konsultieren.

Die Anwendung der Informationen aus diesem Buch erfolgt auf eigene Gefahr. Weder *Pauline PATRY* Productions noch der S.A.S.-K.A.T.V.I.O.-Verlag übernehmen Haftung für Schäden oder Verletzungen, die direkt oder indirekt durch die Verwendung dieser Informationen entstehen könnten.

Obwohl die Inhalte mit größter Sorgfalt zusammengestellt wurden, übernehmen die Autoren und der Verlag keine Verantwortung für Fehler, Auslassungen oder veraltete Informationen und haften nicht für solche Unzulänglichkeiten.

Beschränkte Haftung:

Die Ergebnisse der Anwendung der in diesem Buch beschriebenen Methoden können variieren. Die Autoren und der Herausgeber garantieren nicht für spezifische Ergebnisse und übernehmen keine Haftung für unterschiedliche Resultate, die durch die Anwendung der beschriebenen Informationen entstehen können. Jede Person ist einzigartig; daher können keine allgemeinen Erfolgsgarantien gegeben werden.

50 Rezepte - Grüne Smoothies zum Abnehmen

Die besten grünen Smoothies für Gewichtsverlust und Gesundheitsverbesserung

[Ausgabe 2024]
Aktualisiert am: April 2024

Pauline PATRY

Inhaltsverzeichnis

Einleitung

Viele Menschen stehen bei modernen Diäten vor einem ernsthaften Dilemma. Die richtige Balance zwischen reduzierter Kalorienaufnahme und dem Genuss am Essen zu finden, bleibt eine stetige Herausforderung. Schließlich bedeutet eine kalorienarme Mahlzeit nicht automatisch, dass sie auch schmackhaft ist.

Ein altes Sprichwort sagt: *"Gesundheit ist eine Krone auf dem Kopf eines Gesunden, die nur ein Kranker sehen kann."* Dieser Satz ist heute relevanter denn je. In einer hektischen Welt liegt der Fokus oft auf beruflichem Erfolg und familiärem Glück, während die Gesundheit auf die lange Bank geschoben wird, in der trügerischen Hoffnung, später Zeit für Sport und gesunde Ernährung zu finden.

Körperliche Aktivität wird immer wieder verschoben, in Erwartung auf einen hypothetischen Erfolg oder freie Zeit, die nie eintritt. Die Bequemlichkeit schneller, unausgewogener Mahlzeiten wird zur Norm, da die Zeit für gesundes Kochen fehlt. Viele erkennen nicht, dass Vernachlässigung von Sport heute bedeutet, morgen Zeit für Krankheiten investieren zu müssen. Sie vergessen, dass jede Mahlzeit entweder Krankheiten bekämpft oder sie fördert.

In unserer heutigen Welt, die von Deadlines und Stress geprägt ist, ist es wichtiger denn je, auf Gesundheit und Wohlbefinden zu achten. Eine hochkalorische, aber nährstoffarme Ernährung ist problematisch. Kohlenhydratreiche, fettige Mahlzeiten, verarbeitete Produkte und Fast Food schaden unserer Gesundheit schleichend, aber sicher. Die wahren Auswirkungen dieser schlechten Entscheidungen werden oft erst sichtbar, wenn Gesundheitsprobleme auftreten – manchmal zu spät.

Zu den häufigen Folgen einer solchen Ernährung gehören hohe Cholesterinwerte, Typ-2-Diabetes, Bluthochdruck und viele andere Beschwerden.

Eine interessante Anekdote hierzu stammt vom Dalai Lama, der einmal gefragt wurde, was ihn am meisten an Menschen überrasche: *"Der Mensch... Er opfert seine Gesundheit, um Geld anzuhäufen, und opfert dann sein Geld, um seine Gesundheit wiederzuerlangen. Und weil er sich so sehr um die Zukunft sorgt, genießt er die Gegenwart nicht; das Ergebnis ist, dass er weder in der Gegenwart noch in der Zukunft lebt; er lebt, als ob er nie sterben würde, und stirbt, ohne wirklich gelebt zu haben."*

Diese weisen Worte erinnern uns daran, dass neben der Familie und der Karriere auch unsere Gesundheit eine zentrale Rolle spielt.

Falls Ihnen dieser Text düster erscheint, verzagen Sie nicht – Ihre Gesundheit und Ihr Körper haben eine bemerkenswerte Fähigkeit zur Regeneration, wenn sie unterstützt werden.

Hier kommen grüne Smoothies ins Spiel. Diese zeichnen sich durch geringe Kalorien, aber hohe Nährstoffdichte aus und schmecken hervorragend! Es ist wissenschaftlich belegt, dass die Integration von Obst- und Gemüsesäften in die Ernährung effektiv ist, ein breites Spektrum an Vitaminen und Nährstoffen bietet und das Hungergefühl dämpft.

Dieses Rezeptbuch führt Sie zu einer nährstoffreichen Ernährung mit frischem Gemüse und Obst, idealerweise aus biologischem Anbau und regionaler Herkunft. Sie finden hier zahlreiche Rezepte für grüne Smoothies, die Gemüse, Obst, pflanzliche Milchersatzprodukte und sogar Samen oder

Ölsaaten kombinieren. Sie sind einfach zuzubereiten und werden Sie motivieren, auf gesunde und effektive Weise Gewicht zu verlieren.

Warum grünes Gemüse?

Eine der ersten Fragen, die viele Menschen haben, wenn sie eine Saft- oder Smoothie-Diät erwägen, lautet: „Warum gerade grüne Smoothies? Sind nicht alle Obst- und Gemüsesorten gesund?" Tatsächlich bietet eine Vielzahl von Obst und Gemüse eine breite Palette an Vitaminen und Antioxidantien. Doch grünes Gemüse sticht besonders hervor durch seinen außergewöhnlichen Reichtum an Vitaminen und Antioxidantien, die auch als „Phytonährstoffe" bekannt sind. Wenn Sie grünes Gemüse in Ihre Smoothies integrieren, sorgen Sie dafür, dass Ihr Körper mit allen essentiellen Vitaminen versorgt wird, die er benötigt.

Es ist wichtig zu betonen, dass diese Getränke aus rohem Obst und Gemüse zubereitet werden, und zwar ohne jegliche Zusatzstoffe, künstliche Aromen, Zucker oder Süßstoffe. Um die gesunden und nahrhaften Nährstoffe optimal zu nutzen, sollten Sie diese Smoothies in ihrem natürlichen Zustand genießen.

Nachdem klar ist, dass grüne Smoothies ein direkter Weg zu ausgezeichneter Gesundheit und Vitalität sind, wollen wir nun die Vorteile betrachten, die die Zubereitung und der Genuss dieser natürlichen Köstlichkeiten mit sich bringen können.

Die Vorteile von grünen Säften und Smoothies

Grüne Smoothies sind nicht nur ein Trend; sie bieten eine Vielzahl gesundheitlicher Vorteile. Lassen Sie uns diese näher betrachten und verstehen, wie sie Ihr Wohlbefinden und Ihre Vitalität steigern können:

- **Energieboost:** Vielleicht bemerken Sie nicht sofort eine Veränderung, doch nach zwei bis drei Wochen regelmäßigen Konsums werden Sie einen spürbaren Anstieg Ihrer Energie und eine Verbesserung Ihrer Stimmung feststellen. Sie fühlen sich vitaler und glücklicher, auch wenn Sie nicht genau sagen können, warum. Ein Tipp: Um die Vorteile voll auszuschöpfen, genießen Sie Ihre grünen Smoothies am besten morgens auf nüchternen Magen oder nach dem Training.

- **Unterstützung bei der Gewichtsabnahme:** Wie schon bei Joe Cross gesehen, der fast 45 kg durch Saftfasten verlor, kann der Ersatz von Mahlzeiten durch Smoothies zunächst beängstigend wirken. Viele befürchten Hunger oder Nährstoffmangel. Doch im Gegensatz zu vielen modernen Lebensmitteln, die arm an essentiellen Nährstoffen sind, sättigen die in den Smoothies enthaltenen Mikronährstoffe effektiv und vermeiden so Heißhungerattacken.

- **Krankheitsbekämpfung und präventive Gesundheit:** Schon im Kindesalter lernen wir, wie essenziell Gemüse für unsere Gesundheit und zur

Stärkung des Immunsystems ist. Vorbeugen ist besser als heilen – ein Grundsatz, der auch hier gilt.

- **Heilende und entgiftende Wirkung, Aknebekämpfung:** Die in grünen Smoothies enthaltenen Vitamine und Mineralien fördern die Heilung und sind daher besonders bei Sportlern beliebt. Auch Personen, die unter Hautproblemen wie Akne leiden, berichten oft von einer Verbesserung ihres Hautbildes. Die reichhaltige Zusammensetzung an Vitamin A, Schwefel, Vitamin K und C stärkt das Immunsystem und unterstützt die Entgiftung des Körpers.

Weitere Vorteile grüner Smoothies:

- Leichte Verdaulichkeit und schnelle Nährstoffaufnahme

- Reich an Ballaststoffen, unterstützt ein gesundes Verdauungssystem

- Angenehmer Geschmack, besonders wenn man sich an die Kombination von Obst und Gemüse gewöhnt hat

- Praktische Alternative für Menschen, die Schwierigkeiten haben, genügend Gemüse zu sich zu nehmen, einschließlich Kinder

Grüne Smoothies sind auch ideal zur Unterstützung eines gesunden Cholesterinspiegels. In Ihre Ernährung integriert, bieten sie ausschließlich Vorteile. Der ideale Zeitpunkt für einen Smoothie ist nach dem Aufstehen oder nach dem Sport, um Ihre körperliche Aktivität mit wichtigen Nährstoffen zu ergänzen. Sollte das nicht möglich sein, ist jede andere Gelegenheit ebenfalls geeignet. Wichtig ist nur, dass Sie darauf achten, keine Zutaten zu verwenden, auf die Sie allergisch reagieren.

Wichtige Informationen

Die Rezepte in diesem Buch lassen sich vielseitig zubereiten – verwenden Sie je nach Verfügbarkeit und Vorliebe einen Mixer, einen Entsafter oder eine Saftpresse.

Ein Entsafter, egal ob vertikal oder horizontal, ist ideal, um die Fasern vom Saft zu trennen. Für manche Rezepte und insbesondere für bestimmte Personen kann es jedoch vorteilhaft sein, die Fasern im Saft zu belassen. Es liegt ganz bei Ihnen, ob Sie ein Rezept eher als Saft oder als Smoothie zubereiten möchten. Ihre Entscheidung sollte von Ihren geschmacklichen Vorlieben, den verfügbaren Küchengeräten und Ihrem Wunsch, die Fasern zu trennen oder zu behalten, abhängen.

Die Rezepte sind so konzipiert, dass sie nicht nur köstlich schmecken, sondern auch die Gewichtsabnahme unterstützen können.

Mengenangaben

Für die Zubereitung der Rezepte ist eine Küchenwaage erforderlich, um die Lebensmittel genau dosieren zu können. Keine Sorge, falls die Mengen einmal nicht exakt stimmen – das ist in der Regel unproblematisch. Allerdings sollten Sie bei Zutaten mit intensivem Geschmack wie Ingwer oder Kurkuma besonders auf die Dosierung achten.

Grüne milchfreie Smoothies

Der leuchtend grüne Smoothie

Für 3 Gläser
Zutaten:

- 125 ml Wasser
- 1 Römersalat, in Stücke geschnitten
- 3 oder 4 Stangen Bio-Sellerie
- Ein halbes grosses Bündel Spinat oder ein ¾ kleines Spinatbündel
- 1 Bio-Apfel, ohne Kern und in Stücke geschnitten
- 1 Bio-Birne, ohne Kern und in Stücke geschnitten
- 1 Bio-Banane
- Der Saft einer frischen und biologischen halben Zitrone

Vorbereitung:

1. Grundlage erstellen: Geben Sie Wasser und den in Stücke geschnittenen Salat in einen Mixer. Beginnen Sie mit niedriger Geschwindigkeit zu mixen, bis die Mischung glatt ist.
2. Weitere Zutaten hinzufügen: Geben Sie Spinat, Sellerie, Apfel und Birne hinzu und mixen Sie alles bei hoher Geschwindigkeit.
3. Entgiftende Kräuter: Fügen Sie Petersilie und Koriander hinzu, um Schwermetalle aus Ihrem Körper zu entfernen.
4. Verfeinern: Schließen Sie mit Banane und Zitrone ab, um den Smoothie zu süßen und ihm eine frische Note zu verleihen.

Variation:

Sie können zusätzlich ein Drittel eines Bündels frischen Korianders (inklusive Stängel) und ein Drittel eines Bündels

Petersilie (inklusive Stängel) hinzufügen, um die entgiftende Wirkung zu verstärken.

Smoothie Energizer mit grünem Spinat und Salat

Für 2 Gläser
Zutaten:

- 1 ganzer Römeralat
- Ein halbes Bündel Spinatblätter
- 100g Sellerie geschnitten
- 100 g Äpfel, gewürfelt
- 50g Birnen, gewürfelt
- 100g Bananen geschnitten
- 7 ml frischer Zitronensaft
- 250 ml Wasser

Vorbereitung:

1. Waschen: Beginnen Sie damit, das Gemüse und Obst sorgfältig zu waschen, um Rückstände und Schmutz zu entfernen.
2. Grundlage mixen: Geben Sie Salat, Spinat und Wasser in einen Mixer. Starten Sie das Mixen bei niedriger Geschwindigkeit, bis die Mischung glatt ist und keine Stückchen mehr vorhanden sind.
3. Weitere Zutaten hinzufügen: Fügen Sie nun Sellerie, Apfel und Birne hinzu und mixen Sie alles auf hoher Geschwindigkeit.
4. Finaler Schliff: Zum Abschluss die Banane und etwas Zitronensaft beigeben und alles zu einer feinen Konsistenz pürieren.
5. Servieren: Den Smoothie in Gläser füllen und frisch servieren.

Variation:

- Für einen intensiveren Grünton können Sie 50 g
  Petersilie oder Koriander hinzufügen. Verwenden Sie
  gerne die Stiele, achten Sie jedoch darauf, sie vorher
  klein zu schneiden, um den Mixer zu schonen.
- Fügen Sie eine Prise Ingwer hinzu, um dem Smoothie
  eine pikante Note zu verleihen.

Anmerkung:

Dieser Smoothie kombiniert sieben Portionen Gemüse mit
drei Portionen Obst, sodass Sie mehr Gemüse zu sich
nehmen, als es üblicherweise in einer Mahlzeit möglich wäre.
Er ist leicht verdaulich, was die Aufnahme von Vitaminen
und Mineralstoffen erleichtert. Zudem ist dieser nahrhafte
Smoothie perfekt geeignet, um Heißhunger auf
kohlenhydratreiche Snacks zu stillen.

Smoothie Minz-Energizer mit Spinat und Kohlblätter

Für 1 Glas
Zutaten:
- 225 g frischer Spinat
- 225 g frische Kohlblätter
- 4 mittelgroße Orangen
- 2 Annanasstückchen (200g)

Vorbereitung:
1. Orangen pressen. Den Saft als flüssige Basis
   verwenden, um Spinat und Kohlblätter zu mischen.
   Bei niedriger Geschwindigkeit mischen, bis keine
   Stücke mehr vorhanden sind.
2. Ananas dazugeben und mit hoher Geschwindigkeit
   mischen.
3. Sofort servieren.

Variation:

- Möchten Sie diesen Smoothie als Erfrischungsgetränk? 6 Eiswürfel in die Masse geben und verrühren.
- Kannst du keine Kohlblätter finden? Ersetzen Sie den Kohl durch 225 g Grünkohl, der in Stücke geschnitten ist.

Anmerkung:

Dieser Smoothie besteht aus Obst und Gemüse, ist reich an Mineralien, Proteinen und Vitaminen A, C, E und K. Er ist ein Energiebooster, der Ihren Körper optimal funktionieren lässt. Ein echter Energieschub im Glas!

Grüner Smoothie mit Papaya-Minze

Für 1 Glas

Zutaten:

- 675g Spinatblätter
- 450 g reife Papaya in Würfeln
- 225g Birne in Würfel geschnitten
- 30g Gojibeeren (getrocknet oder frisch)
- 10 frische Minzeblätter
- 250 ml Wasser

Vorbereitung:

1. Wasser in den Mixer gießen. Zuerst die Papaya, dann hintereinander die Birne, die Beeren und die Minzeblätter dazugeben. Mit Spinat abschließen.
2. Mit hoher Geschwindigkeit ca. 30 Sekunden oder bis Smoothie eine cremige Konsistenz erreicht hat, mischen.
3. Frisch servieren.

Variation:

- Ersetzen Sie die Papaya durch eine gleiche Menge Banane und Sie erhalten einen cremigen Smoothie.

- Geben Sie den Smoothie in eine luftdichte Aufbewahrungsbox und lassen Sie ihn über Nacht im Kühlschrank, dann haben Sie gleich am Morgen einen erfrischenden Mahlzeitersatz.

Anmerkung:
- Diese Smoothie-Rezeptur ist reich an Eiweiß, Folsäure, Magnesium und Kalium sowie den Vitaminen A, B1, B6, C und K.
- Abgesehen von seinem hohen Nährwert, ist die reife Papaya eine gute cremige Basis für Ihren Smoothie.

Grüner Pina Colada Smoothie

Für 4 Gläser

Zutaten:
- 225g Löwenzahnblätter, in Stücke geschnitten
- 900 g frische Ananasstücke
- 115g Kokosnussfleisch in Stücken
- 15g entkernte und getrocknete Datteln
- 500ml ungesüsstes Kokoswasser
- 440 g Eiswürfel

Vorbereitung:
1. Alle Zutaten in den Mixer geben. Denken Sie daran, zuerst die flüssigen Zutaten und dann das Gemüse und Obst hinzuzufügen. Die restlichen Zutaten zwischendurch hinzugeben.
2. Mit hoher Geschwindigkeit zu einem cremigen Püree verrühren.
3. In ein Glas füllen und sofort servieren.

Variation:
Für einen nussigen Geschmack geben Sie ca. 50 g Cashewnüsse in das Rezept. Stellen Sie sicher, dass Sie die richtigen Cashewnüsse (rundlich, einheitlich in der Farbe, mit

einem süßen Geruch und nussigen Geschmack) aussuchen und tränken Sie sie immer in Wasser vor der Verwendung, um die Enzymhemmer zu deaktivieren und sie somit leichter verdaulich zu machen.

Anmerkung:

Löwenzahnblätter können im rohen Zustand etwas bitter schmecken. Wenn Sie jedoch das Gemüse Ihrem Smoothie hinzufügen, verleiht es diesem eine leicht herbe Note, die an Alkohol erinnert. Das Beste daran ist, dass Löwenzahnblätter als das ultimative Naturprodukt für die Entgiftung gelten, insbesondere sind sie für ihre reinigende Wirkung auf die Leber bekannt.

Grüner Smoothie Kiwi-Minze

Für ein Glas

Zutaten:

- 200g Kohlblätter, in Stücke geschnitten
- 200 g Römersalat in Stücke geschnitten
- 200 g Mangoldblätter in Stücke geschnitten
- 100 g reife Bananen in Scheiben geschnitten
- ½ Kiwi
- Saft einer halben Zitrone
- 250 ml destilliertes Wasser
- 2,50g Bienenpollen
- 1g Maca-Pulver

Vorbereitung:

1. Alle Zutaten gründlich waschen. Bereiten Sie sie wie im Rezept angegeben vor.
2. Alle Zutaten in den Mixer geben. Mixen mit hoher Geschwindigkeit, so dass keine Stücke mehr übrig sind.
3. In ein Glas füllen und sofort servieren.

Variation:

- Ersetzen Sie das Wasser mit der gleichen Menge Kokosnusswasser, um Ihren Smoothie basischer zu machen.
- Wenn die Kiwifrucht nicht in der Saison ist, ersetzen Sie sie durch Mango oder Papaya.

Anmerkung:

Das Hinzufügen von Nahrungsergänzungsmitteln wie Bienenpollen und Macapulver erhöht den Nutzen, den Ihr Körper von diesem Smoothie erhält.

Grüner Minz- Smoothie

Für 2 Gläser

Zutaten:
- 225 g Spinatblätter in Stücke geschnitten
- 10 Minzblätter
- Zwei ganze entkernte Datteln
- 30ml Cashewnussbutter
- 375ml destilliertes Wasser

Vorbereitung:
1. Alle Zutaten in den Mixer geben. Mit hoher Geschwindigkeit mischen, bis keine Stücke mehr vorhanden sind.
2. In Gläser füllen und sofort servieren.

Variation:
- Ersetzen Sie Datteln durch 15 ml Kokosnuss- oder Agavennektar.
- fügen Sie 225 g Eiswürfel hinzu, um Sich ein kühles Vergnügen zu gönnen.

Anmerkung:

Minze gibt Ihnen nicht nur ein Gefühl der Sättigung (Sie fühlen sich satt!), sondern hilft Ihrem Körper auch, die Giftstoffe durch den Verdauungsprozess auszuscheiden. Es hilft auch bei der Verdauung, indem es den Darm beruhigt und die Darmmuskulatur entspannt, Krämpfe und andere Symptome einer Magenverstimmung beruhigt.

Avocado - Limette Smoothie

Für 1 Glas
Zutaten:

- 225g Babyspinat
- 110g Gurke in Scheiben
- 110g Avocado
- 3 ganze Limetten
- Süssmittel (Honig, Agave oder Stevia) nach Geschmack
- 6 Eiswürfel

Vorbereitung:

1. Gemüse und Obst gründlich waschen.
2. Spinatblätter putzen und Stängel entfernen.
3. Die Gurke ungeschält in ca. 1 cm dicke Scheiben schneiden.
4. Avocadokern entfernen. Mit einem Löffel das Fleisch entfernen.
5. Limetten schälen und vierteln.
6. Gurke, Avocado, Spinat und Limetten in einen Mixer geben. Eiswürfel hinzugeben und die gewünschte Menge des Süssmittels
7. Alle Zutaten zu einer glatten Mischung verrühren.
8. In ein Glas füllen und frisch trinken.

Variation:

- Geben Sie ca. 2 Gramm Zimtpulver zu Ihrem Smoothie hinzu, um ihn aufzupeppen.

- Wenn Ihnen Ihr Smoothie zu dick ist, geben Sie 125 ml kaltes destilliertes Wasser hinzu und rühren Sie ihn vor dem Servieren nochmals um.

Anmerkung:

Der hohe pH-Wert von Zitronen trägt dazu bei, das Säure-Basen-Gleichgewicht des Körpers auszugleichen und schützt so vor Krankheiten und Infektionen.

Tropischer Grünkohl Smoothie

Für 1 Glas

Inhaltsstoffe:

- 225 g Grünkohl
- 1 mittelgroßer Apfel
- 1 mittelgroße Avocado
- 1 Viertel Zitrone
- 10 g Ingwer in Scheiben
- 1 Prise Salz
- 125ml destilliertes Wasser

Vorbereitung:

1. Den Grünkohl unter fließendem Wasser abspülen. Blätter abtrennen.
2. Äpfel entkernen, nicht schälen und in Stücke schneiden.
3. Die Avocado halbieren, den Stein entfernen und das Fruchtfleisch mit einem Löffel herausnehmen.
4. Zitrone schälen und entkernen.
5. Ingwer schälen und in dünne Scheiben schneiden.
6. Alle Zutaten in einen Mixer geben und bei höchster Geschwindigkeit mischen, bis eine glatte Mischung entsteht.
7. In ein großes Glas füllen und geniessen!

Variation:

- Für einen etwas anderen Geschmack Limette statt Zitrone verwenden
- Anstatt einen Süssmacher wie Honig oder Agavennektar hinzuzufügen, können Sie diesen Smoothie süsser machen, indem Sie mehr Äpfel hinzufügen.
- Anstelle von Avocado, können Sie in diesem Rezept auch einen gleichen Anteil Banane verwenden.

Anmerkung:
Wie andere grüne und Blattgemüsesorten, enthält Grünkohl eine hohe Konzentration an Chlorophyll, das zur Reinigung und Erneuerung des Blutes beiträgt. Es hilft auch, das Immunsystem zu stärken und klärt Stauungen in der Lunge und Darm.

Sommer-Salat Smoothie

Für 1 Glas
Inhaltsstoffe
- 10 Minzblätter
- 10 Basilikumblätter
- 10 Korianderblätter
- 440g Wassermelonenstücke
- ½ Avocado
- 115g Gurkenscheiben
- den Saft einer Limettenhälfte
- 125 ml destilliertes Wasser

Vorbereitung
1. Vor dem Zerlegen die Samen aus der Wassermelone entfernen. Entfernen Sie das Fruchtfleisch von der Avocado. Gurke in 1 cm dicke Scheiben schneiden.
2. Alle Zutaten in folgender Reihenfolge in einen Mixer geben: Minze, Basilikum, Koriander, Wasser,

Wassermelone, Avocado, Gurke, Limettensaft.
Mischen bis eine glatte Mischung entsteht.
3. In ein großes Glas füllen und servieren.

Variation:

- Für eine nahrhaftere Version dieses Smoothies geben Sie ca. 2 Gramm Fenchelsamen und ca. 115g Haferflocken hinzu.
- Den Smoothie vor dem Servieren einige Minuten in den Gefrierschrank stellen, um ihn zu kühlen.

Anmerkung:

- Wassermelone und Gurke ist eine gute Kombination, um eine gute Basis für Ihren Smoothie zu bilden, da sie beide reich an Wasser sind.
- Genießen Sie die Vorteile dieses einfach zuzubereitenden Smoothie, der gewöhnliche aromatische Kräuter wie Koriander, Minze und Basilikum enthält.

Entgiftender Apfel Broccoli Smoothie

Für zwei Gläser

Inhaltsstoffe:

- 225g Römersalat in Stücken
- 110 g Brokkoliköpfe
- 1 mittelgroßer Apfel
- ½ Orange
- 125ml destilliertes Wasser
- 225g Eiswürfel

Vorbereitung:

1. Gemüse unter fließendem Wasser abspülen.
2. Den Apfel schälen und entkernen. In 2cm dicke Stücke schneiden.
3. Orange schälen. Samen entfernen und vierteln.
4. Alle Zutaten in den Mixer geben. Mit hoher Geschwindigkeit mischen, bis ein homogenes Gemisch entsteht.
5. In ein Glas füllen und servieren.

Variation:

- Für etwas mehr Pepp 10 g gehackte Petersilie zugeben.

Anmerkung:

Dieses Smoothie Rezept ist reich an Ballaststoffen, Mineralien, Vitaminen und Phytochemikalien, die Ihr Verdauungssystem von Giftstoffen befreien, Ihre geistige Klarheit und Gehirnfunktion verbessern, Ihren Körper revitalisieren. Ein absolutes Muss für eine gute Entgiftungsdiät!

Feigen - Ingwer Smoothie

Für 1 Glas
Inhaltsstoffe:
- 225g Spinat
- 225g Feigen (ca. 4 mittelgroße Feigen)
- 5g Ingwer, gehackt
- 2 entsteinte Datteln (vorher einweichte)
- 125ml destilliertes Wasser
- 225g Eiswürfel

Vorbereitung:
1. In einem Mixer Spinat und Wasser zugeben. Mischen, bis eine glatte Mischung entsteht.
2. Restliche Zutaten zugeben und glatt rühren.
3. In ein Glas füllen und geniessen.

Variation:
- Für einen kleinen Pepp 10g Leinsamen zugeben.

Anmerkung:
Feigen sind voller Ballaststoffe, was sie zu einem idealen Nahrungsmittel für die Gewichtsreduktion macht, weil Sie länger satt bleiben werden.

Einfacher Bananen Smoothie

Für 1 Glas
Zutaten:

- 225g Grünkohl in Stücke geschnitten
- 500g reife Bananen, gewürfelt
- 125ml destilliertes Wasser
- 110g Eiswürfel

Vorbereitung:

1. Den Grünkohl spülen und gründlich reinigen.
2. Die Bananen schälen und in 2 cm dicke Scheiben schneiden.
3. Alle Zutaten in einen Mixer geben und vermischen, bis eine glatte Mischung entsteht.
4. Ins Glas geben und geniessen.

Variation:

Für einen süsseren Geschmack geben Sie dem Rezept einen Apfel (entkernt und gestückelt) hinzu. Dadurch erhält Ihr Smoothie die entgiftenden Eigenschaften des Apfels.

Anmerkung:

Bananen sind reich an resistenter Stärke, einer Faserart, die in kohlenhydratreichen Nahrungsmitteln vorkommt und die Fettverbrennung beschleunigt.

Grüner Smoothie des armen Mannes

Für 1 Glas
Zutaten:

- Zwei Äpfel
- 1 Banane
- ½ Gurke
- 250 ml Wasser

Vorbereitung:

1. Die Äpfel schälen, entkernen und in 2 cm dicke Würfel schneiden.
2. Banane schälen und in 2 cm dicke Scheiben schneiden.
3. Die Gurken ohne Schälen in 2 cm große Würfel schneiden.
4. Alle Zutaten in den Mixer geben und glatt vermischen.
5. In ein Glas füllen und sofort servieren.

Variation:

Für einen kalten Smoothie nur 125 ml Wasser und 115 g Eiswürfel zugeben. Gut mixen.

Anmerkung:

Obwohl Gurken nur mäßige Mengen an Nährstoffen enthalten (Vitamin A und C und einige Ballaststoffe), trägt dieses Mitglied der Kürbisfamilie sehr viel dazu bei, Speisen und Getränke aufzustocken. Sie gibt Ihnen ein Sättigungsgefühl mit nur ein par Kalorien.

Grüner Schoko Smoothie

Für 1 Glas

Zutaten:

- 115 g gehackte Kohlblätter
- 225 g gehackte Römersalatblätter
- 115g Mangold
- 225g reife Bananen, in Scheiben geschnitten
- 3g ungesüsstes Kakaopulver
- 10g natürlicher Honig
- 250ml ungesüsstes Kokoswasser

Vorbereitung:

1. Obst und Gemüse waschen und zubereiten.
2. Bananen schälen und in ca. 2 cm dicke Scheiben schneiden.
3. Alle Zutaten in einen Mixer geben und glatt rühren.
4. In ein Glas füllen und sofort servieren.

Variation:

Den Saft einer halben Zitrone dazugeben und etwas mehr Pepp zu schaffen.

Anmerkung:

Sie können Ihren Smoothie mit Kakao verfeinern, um ihm einen besonderen Geschmack zu verleihen. Gleichzeitig profitieren Sie von den appetithemmenden Eigenschaften des Kakaos. Kakao enthält Bestandteile, die den Serotoninspiegel im Gehirn steigern und so längerfristig ein Gefühl der Sättigung bewirken.

Der supergrüne Smoothie

Für 1 Glas

Inhaltsstoffe:

- 225 g gehackte Kohlblätter
- 115g Rosenkohl
- 115g Spinatblätter
- ½ Avocado
- Ein mittelgroßer Apfel
- 125ml gefiltertes Wasser
- 115g Eiswürfel

Vorbereitung:

1. Gemüse waschen und vorbereiten.
2. Lösen Sie das Fruchtfleisch von der Avocado. Den Kern entfernen.
3. Den Apfel entkernen und ohne Schälen in 2 cm große Würfel schneiden.
4. In einem Mixer den Kohl, Rosenkohl, Spinat und das gefilterteWasser verrühren, bis die Mischung glatt ist.
5. Avocado, Apfel und Eiswürfel dazugeben. Mischen, bis eine homogene Mischung entsteht

Variation:

- 3g Chiasamen für einen kleinen Pepp hinzufügen
- Für noch mehr Grün werden 115 g Brokkoli- oder Kleegrassprossen hinzugefügt.

Anmerkung:

Obwohl er, wenn es um Gewichtsabnahme geht, oft übersehen wird, enthält der Rosenkohl mehr Eiweiß als anderes Gemüse. Er ist reich an Vitaminen A, C, B1, B6, E und K. Er ist außerdem eine gute Quelle für Ballaststoffe, Folsäure, Eisen und Kalzium.

Mango -Sellerie Smoothie

Für 1 Glas
Zutaten:

- 225 g gehackte Grünkohlblätter
- 115g Petersilie
- 1 mittelgroßer Selleriestiel
- ½ reife Mango in Stücke geschnitten
- 250ml Kokosnusswasser

Vorbereitung:

1. Gemüse waschen und zubereiten.
2. Sellerie in Scheiben schneiden, um das Mixen zu erleichtern.
3. Alle Zutaten in den Mixer geben und vermischen.
4. In ein Glas füllen und geniessen.

Variation:

Wenn die Mangos nicht in der Saison sind, ersetzen Sie sie durch eine andere Frucht wie Ananas oder Erdbeere.

Anmerkung:

Voller Grünkohl, Sellerie und Petersilie ist dieser supergrüne Smoothie voller Nährstoffe und Vitamine und schmeckt super!

Der fruchtige grüne Kokosnuss-Smoothie

Für 1 Glas

Inhaltsstoffe:

- 115 g gehackte Kohlblätter
- 115 g junge Spinatblätter
- 115g rote Früchte (Erdbeeren oder Himbeeren)
- 225g reife Bananen geschnitten
- 225g Birnen, gewürfelt
- 250 ml destilliertes Wasser

Vorbereitung:

1. Wasser, Kohl und Spinat in einen Mixer geben. Glatt rühren.
2. Restliche Zutaten dazugeben und weiter mischen.
3. In ein Glas füllen und sofort servieren.

Variation:

- Für einen kleinen Pep gibt man etwas Zimt dazu.
- Wenn Sie einen kalten Smoothie möchten, geben Sie 125 ml Wasser und 115 g Eiswürfel in die Mischung.

Anmerkung:

Die Verwendung von roten Früchten ist sehr gut, weil sie voller Antioxidantien sind, die das Altern verlangsamen.

Grüner Kokosnuss Smoothie

Für ein Glas
Zutaten:

- 225 g gehackte Kohlblätter
- 225g Bananen geschnitten
- 3g roher Honig
- 225g Kokosnusswasser
- 115g Eiswürfel

Vorbereitung:

1. In einem Mixer alle Zutaten mischen, bis eine glatte Mischung entsteht.
2. In ein Glas füllen und sofort servieren.

Variation:

Um diesen Smoothie noch nahrhafter zu machen, 20 g Bio-Gerstenpulver und 15 g Chiasamen zugeben.

Anmerkung:

Kokosnuss ist leicht verdaulich, da nur wenige Enzyme erforderlich sind, was die Aufnahmefähigkeit des Magens für Mineralien und Vitaminen erhöht.

Banane Avocado Grüner Smoothie

Für 1 Glas

Zutaten:

- 225g Babyspinat
- 225g Mangold
- 225g gestückelte unreife Bananen
- ½ mittelgroße Gurke
- ½ Avocado
- 1 ganze Limette
- 115g zartes Kokosnussfleisch
- 250ml ungesüsstes Kokosnusswasser

Vorbereitung:

1. Spinat, Mangold und Gurke unter fließendem Wasser waschen. Die Blätter hacken und die Gurke in ca. 2 cm dicke Würfel schneiden.
2. Banane schälen und in 2 cm dicke Scheiben schneiden.
3. Entfernen Sie das Fleisch von der Avocado und entsorgen Sie den Stein.
4. Zitrone schälen und vierteln.
5. Spinat, Mangold und Kokosnusswasser in einem Mixer glatt rühren.
6. Restliche Zutaten zugeben und gut verrühren.
7. In ein Glas gießen und genießen!

Variation:

- Geben Sie 3 bis 5 Minzblätter für einen kleinen Pep und eine erfrischende Wirkung hinzu.
- Wenn Sie einen kühlen Smoothie möchten, lassen Sie ihn im Kühlschrank abkühlen, bevor Sie ihn trinken.
- Um den Smoothie zu süssen, fügen Sie etwas Honig oder einen entkernten und gestückelten roten Apfel hinzu.

Anmerkung:
Unreife Bananen haben eine höhere Stärkebeständigkeit als reife Bananen. Resistente Stärke ist ein wichtiger Bestandteil der Gewichtsabnahme, weil sie die Verdauung im Dünndarm hemmt und die Umwandlung von Kohlenhydraten blockiert.

Grüne Milch-Smoothies

Smoothie Überraschung mit Mango

Für 1 Glas
Zutaten:

- 50g Mango in Würfeln
- 50g reifes Avocadofleisch, püriert (Mehrfach gesättigte Fettsäuren)
- 125ml Mangosaft
- 50 g fettfreien Vanillejoghurt
- 15ml frisch gepresster Limettensaft
- 10g Zucker
- 6 Eiswürfel

Vorbereitung:
Alle Zutaten in einen Mixer geben und vermischen, bis eine glatte Mischung entsteht. In ein großes Glas füllen. Je nach Wunsch mit einer Scheibe Mango oder Erdbeere verzieren und servieren.

Variation:
Für ein Extra an Protein, fügen Sie zwei Löffel Proteinpulver hinzu.

Anmerkung:
Nährwertangaben (pro Portion): 298 Kalorien, 5g Eiweiß, 55g Kohlenhydrate, 5g Ballaststoffe, 47g Zucker, 9g Fett, 1,5g gesättigte Fettsäure, 54mg Natrium

Heidelbeer-Smoothie

Für 1 Glas
Zutaten:

- 250 ml Magermilch
- 225g tiefgefrorene ungesüsste Heidelbeeren
- 15ml kaltgepresstes Leinsamenöl, 15ml (Mehrfach ungesättigte Fettsäuren)

Vorbereitung:

Milch und Heidelbeeren in einen Mixer geben und eine Minute mixen. In ein Glas gießen und Leinsamenöl einrühren.

Anmerkung:

Nährwertangaben (pro Portion): 273 Kalorien, 9 g Eiweiß, 29 g Kohlenhydrate, 4 g Ballaststoffe, 24 g Zucker, 14,5 g Fett, 1,5 g gesättigte Fettsäure, 103 mg Natrium.

Erdnussbutter und Bananen Smoothie

Für 1 Glas
Inhaltsstoffe:

- 125 ml Magermilch
- 125ml fettarmer Naturjoghurt
- 20g Erdnussbutter, cremig, ungesalzen
- 1 sehr reife Banane
- 4 Eiswürfel
- 10g Honig

Vorbereitung:

Die Zutaten in einem Mixer mischen, bis eine homogene Mischung entsteht. In ein großes Glas füllen und servieren.

Anmerkung:

Nährwertangaben (pro Portion): 366 Kalorien, 18 g Eiweiß,
40 g Kohlenhydrate, 3 g Ballaststoffe, 32 g Zucker, 16,5 g
Fett, 3,5 g gesättigte Fettsäuren, 151 mg Natrium.

Vanillejoghurt -Heidelbeer-Smoothie

Für 1 Glas
Inhaltsstoffe:
- 250 ml Magermilch oder Sojamilch
- 150 g Vanille-Joghurt
- 225g frische Heidelbeeren + ein paar Eiswürfel ODER tiefgefrorene Heidelbeeren
- 15 ml Leinsamenöl

Vorbereitung:
Milch, Joghurt, Eiswürfel und Heidelbeeren (oder
tiefgefrorene Heidelbeeren) in einen Mixer geben. Eine
Minute lang mischen, in ein Glas gießen und das
Leinsamenöl hinzufügen.

Anmerkung:
Nährwertangaben (pro Portion): 443 Kalorien, 18 g Eiweiß,
63 g Kohlenhydrate, 4 g Ballaststoffe, 57 g Zucker, 14,5 g
Fett, 1,5 g gesättigte Fettsäuren, 221 mg Natrium

Schoko-Himbeer-Smoothie

Für 1 Glas
Zutaten:

- 125 ml Magermilch oder Sojamilch
- 150 g Vanille-Joghurt
- 10g Schokoladenstückchen
- 225 g frische Himbeeren
- Einige Eiswürfel oder gefrorene Himbeeren

Vorbereitung:

Die Zutaten in einem Mixer 1 Minute lang mischen, in ein Glas gießen und mit einem Löffel essen.

Anmerkung:

Nährwertangaben pro Portion: 462 Kalorien, 16 g Eiweiß, 77 g Kohlenhydrate, 10 g Ballaststoffe, 64 g Zucker, 13,5 g Fett, 7,5 g gesättigte Fettsäuren, 174 mg Natrium.

Pfirsich Smoothie

Für 1 Glas
Zutaten:

- 250 ml Magermilch
- 225g tiefgefrorene ungesüsste Pfirsiche
- 10ml kaltgepresstes Bio-Leinsamenöl, 10ml

Vorbereitung:

Tiefgefrorene Milch und ungesüsste Pfirsiche in einen Mixer geben und eine Minute lang mischen. In ein Glas gießen und das Leinsamenöl dazugeben.

Anmerkung:

Nährwertangaben pro Portion: 213 Kalorien, 9 g Eiweiß, 26 g Kohlenhydrate, 2 g Ballaststoffe, 22 g Zucker, 9 g Fett, 1 g gesättigte Fettsäuren, 103 mg Natrium.

Zitrone- Orange Smoothie

Für ein Glas
Inhaltsstoffe:

- 250 ml Magermilch oder Sojamilch
- 170g Zitronenjoghurt
- 1 mittelgroße Orange, geschält, gereinigt und geviertelt
- Einige Eiswürfel
- 15 ml Leinsamenöl

Vorbereitung:
Milch, Joghurt, Orangen und Eiswürfel in einem Mixer verrühren. 1 Minute lang mischen, dann in ein Glas gießen und Leinsamenöl hinzufügen.

Anmerkung:
Für ein Glas: 420 Kalorien, 18 g Eiweiß, 57 g Kohlenhydrate, 3 g Ballaststoffe, 54 g Zucker, 14 g Fett, 1,5 g gesättigte Fettsäuren, 219 mg Natrium.

Apfel-Smoothie

Für 1 Glas
Inhaltsstoffe:

- 125 ml Magermilch oder Sojamilch
- 170 g Vanille-Joghurt
- 3g Gewürze für Apfelkuchen
- 1 mittelgroßer Apfel, geschält und in Stücke geschnitten
- 10g Cashewnussbutter
- Einige Eiswürfel

Vorbereitung:

Die Zutaten in einen Mixer geben. 1 Minute mischen, in ein Glas füllen und mit einem Löffel verzehren.

Anmerkung:

Für 1 Glas: 482 Kalorien, 19 g Eiweiß, 71 g Kohlenhydrate, 5 g Ballaststoffe, 57 g Zucker, 16,5 g Fett, 3,5 g gesättigte Fettsäuren, 300 mg Natrium.

<u>Erdbeer - Smoothie</u>

Für 1 Glas

Inhaltsstoffe:

- 250 ml Magermilch
- 225g gefrorene Erdbeeren
- 10ml kaltgepresstes Bio-Leinsamenöl, 10ml

Zubereitung:

Erdbeeren und Milch in einen Mixer geben und verrühren, in ein Glas füllen und Leinsamenöl zugeben.

Anmerkung:

216 Kalorien, 9 g Eiweiß, 26 g Kohlenhydrate, 3 g Ballaststoffe, 19 g Zucker, 9,5 g Fett, 1 g gesättigte Fettsäuren, 106 mg Natrium.

Tropischer Grünkohl - Smoothie

Inhaltsstoffe:
- 700 g gehackte Kohlblätter
- 1 mittelgroße ganze Mango
- 115g Bananen in Scheiben geschnitten
- ½ Limette
- 225ml ungesüsste Kokosmilch

Vorbereitung:
1. Alle Zutaten waschen und zubereiten. Mango schälen, Stein entfernen und in 5 cm große Würfel schneiden. Die Limette auspressen.
2. Kokosmilch in einen Mixer geben. Mango, Banane und Zitronensaft zugeben. Zuletzt den Kohl hinzufügen.
3. Mit hoher Geschwindigkeit rühren, bis der Smoothie eine cremige Konsistenz erreicht (das wird ca. 30 Sekunden dauern)
4. In ein Glas füllen und frisch servieren.

Variation:
- Gekühlt oder auf crushed Eis als erfrischendes Getränk an heißen Tagen servieren.
- Verwenden Sie gefrorene Mangostücke statt Eis. Für einen frischen Effekt, mixen Sie die Mango nicht hinzu, sondern fügen Sie die Mangostücke kurz vor dem Servieren hinzu.

Anmerkung:
Der tropische Geschmack von Kokosnuss, Mango und Limette lässt Sie von einem sonnigen Ort schwärmen und hebt Ihre Stimmung. Dieses Rezept gibt Ihnen auch eine gesunde Dosis an Vitaminen, Mineralien und Ballaststoffen.

Joghurt Spinat Smoothie

Für 2 Gläser

Inhaltsstoffe:

- 225g gehackte Spinatblätter
- 1 große Orange
- 115g Banane in Scheiben geschnitten
- 50g Erdbeeren
- 75ml Naturjoghurt
- 225g Eiswürfel

Vorbereitung:

1. Orangen schälen und vierteln. Gegebenenfalls Samen entfernen.
2. Alle Zutaten in den Mixer geben. Mischen, bis eine glatte Mischung entsteht.
3. In ein Glas füllen und sofort servieren.

Variation:

Obwohl dieses Rezept Erdbeern anführt, können Sie auch andere rote Früchte verwenden. Haben Sie keine Angst und experimentieren Sie!

Anmerkung:

Dieser Smoothie ist ein idealer Drink nach dem Sport oder zum Frühstück als Energiebooster, dank Orangen und roten Früchten. Sie können nur ein Glas davon trinken und den Rest in einer luftdichten Aufbewahrungsbox in Ihrem Kühlschrank oder Gefrierschrank aufbewahren. Vergessen Sie nur nicht, Ihren Smoothie 30 Minuten vor dem Trinken aufzutauen.

Grüner Limetten-Törtchen-Smoothie

Für 1 Glas
Zutaten:

- 30ml Limettensaft
- 3g Schale derselben Zitrone
- 225g reife Banane in Scheiben geschnitten
- 1 ml Vanilleextrakt (ohne Alkohol)
- 15g Sonnenblumenöl-Butter
- 440g gehackter Spinat
- 1 ganze entsteinte Dattel
- 250 ml pflanzliche Milch
- 4 Eiswürfel

Vorbereitung:

1. Alle Zutaten zubereiten.
2. Alles in einen Mixer geben und mischen, bis eine homogene Mischung entsteht.
3. In ein Glas füllen und sofort servieren.

Variation:

Um dieses Dessert-Smoothie noch besser zu machen, Schlagsahne und Vollkornkekse in Stückchen dazugeben. Verwenden Sie Erdbeeren oder Heidelbeeren statt Limette für einen anderen Geschmack.

Anmerkung:

Grüne Smoothies können auch als Dessert verwendet werden, indem man die richtige Menge an Süße aus natürlichen Zutaten wie Obst hinzufügt. Machen Sie sich keine Sorgen um Spinat, auch wenn er Ihrem Smoothie diese Koboldgrüne Farbe verleiht, wird sein dezenter Geschmack von den Früchten verdeckt, die Sie ihm hinzufügen.

Grüner Smoothie Tropische Explosion

Für 1 Glas
Inhaltsstoffe:

- 440g Spinatblätter
- 225g gewürfelte Bananen
- 50g reife Mangos, gewürfelt
- 50g Ananas in Stücken
- 50ml Orangensaft

Vorbereitung:

1. In dieser Reihenfolge Spinat, Banane, Mango, Ananas und Orangensaft in einen Mixer geben. Mit hoher Geschwindigkeit ca. 90 Sekunden mischen.
2. Milch zugeben und glatt rühren.
3. In ein Glas füllen und geniessen.

Variation:

Eine Prise Petersilie (etwa drei Blätter) zugeben, um Ihrem Smoothie einen Pepp zu verleihen.

Anmerkung:

Wenn Sie Milch in einer Smoothie-Rezeptur verwenden, ist es am besten, Tiermilch - auch fettarme - nicht zu verwenden, wenn Sie saure Früchte wie Ananas und Orangenknolle verwenden. Am besten verwenden Sie Soja- oder Kokosmilch.

Karamellbanane Grüner Smoothie

Für 1 Glas

Inhaltsstoffe:

- 225g Spinat
- 225g Bananen geschnitten
- 15ml Karamell
- 10g Walnüsse
- 125ml Kokosmilch
- 125 ml pflanzliche Milch (Soja, Hafer, Mandeln, Hanf, Reis)

Vorbereitung:

1. Spinat, Kokosmilch und pflanzliche Milch in einen Mixer geben. Mischen, bis eine glatte Mischung entsteht.
2. Bananen, Karamell und Nüsse dazugeben. Nochmals mischen.
3. Im Glas servieren.

Variation:

- Um diesen Smoothie zu einem kalten Getränk zu machen, fügen Sie 115 g Eiswürfel hinzu, bevor Sie ihn mixen, oder im Kühlschrank vor dem Servieren abkühlen.
- Machen Sie Ihren eigenen Karamell, indem Sie den Apfelsaft bis zur Karamellisierung kochen.

Anmerkung:

Spinat ist ein vielseitiges grünes Gemüse, das gesund, aber mild im Geschmack ist. Wenn Sie Ihr eigenes Lieblingsrezept für Fruchtsmoothie haben, fügen Sie 225 g Spinat pro Glas Smoothie hinzu, um einen grünen Smoothie zu machen.

Mango Spinat Grüner Smoothie

Für 1 Glas

Inhaltsstoffe:

- 225g Spinatblätter
- 110g Mangos in Stücken
- 5g Leinsamen
- 20g getrocknete Kokosnuss,
- 20g Rosinen
- 125 ml Hafermilch (kann durch eine beliebige pflanzliche Milchsorte ersetzt werden)
- 125ml Wasser

Vorbereitung:

1. Spinat, Hafermilch und Wasser vermischen.
2. Mangos, Leinsamen, Kokosnuss und Rosinen zugeben und nochmals umrühren.
3. In ein großes Glas füllen und servieren.

Variation:

- Um einen mehr sättigenden Smoothie zu erhalten, 115 g Haferflocken zugeben.
- Für ein kaltes Getränk 115 g Eiswürfel zugeben.

Anmerkung:

Mangos sind ein unvergleichlicher Verbündeter bei der Gewichtsabnahme. Mangos enthalten mehr als 20 Vitamine und Mineralstoffe, die den Körper vor Krankheiten schützen. Sie sind eine Quelle von Ballaststoffen und vermitteln ein Gefühl der Sättigung beim Verzehr. Sie haben auch einen leckeren süssen Geschmack, der Ihnen hilft, Gewicht zu verlieren, ohne auf die guten Dinge verzichten zu müssen.

<u>Vanille Zucchini Smoothie</u>

Für 1 Glas

Inhaltsstoffe:

- 225g Zucchini in Stücken
- 225g Babyspinat
- 1 kleine Banane
- 20g Pekannüsse
- 20g entsteinte Datteln
- 250 ml pflanzliche Milch
- 2g reiner Vanilleextrakt
- Eine Prise Salz

Vorbereitung:

1. Zucchini und Spinat gründlich waschen. Die Zucchini ohne Schale in 1 cm dicke Scheiben schneiden.
2. Bananen schälen und in 1 cm dicke Scheiben schneiden.
3. Zucchini, Spinat, Vanilleextrakt und Milch in einen Mixer geben und glatt rühren. Alle restlichen Zutaten zugeben und nochmals mischen.
4. In einem großen Glas trinken.

Variation:

- Für einen nahrhafteren Smoothie geben Sie 225 g Quinoa oder Haferflocken in das Rezept.
- Sie hätten gern einen kühlen Smoothie? Einfach 110 g Eiswürfel oder 125 ml kaltes Wasser in den Mixer geben.

Anmerkung:

Zucchini hilft bei der Gewichtsabnahme, da sie reich an wichtigen Nährstoffen, Ballaststoffen, Antioxidantien und Vitaminen A und C sind. Außerdem sind sie kalorienarm, was bedeutet, dass sie gut sättigt.

Grüner Fruchtfreier Smoothie

Für 1 Glas
Inhaltsstoffe:
- 225g Spinat
- 115g Haferflocken
- 2,5 ml Vanille-Extrakt
- Eine Prise Salz
- 50ml ungesüsste Kokosmilch
- 375ml Wasser
- 115g Eiswürfel

Vorbereitung:
1. Zuerst Spinat mit Wasser mischen.
2. Wenn die Mischung homogen ist, vor dem Mischen Haferflocken, Vanilleextrakt, Salz, Kokosmilch und Eiswürfel hinzufügen.
3. In ein Glas füllen und servieren.

Variation:
Wenn Sie diesen Smoothie sofort trinken, können Sie die Eiswürfel aus dem Rezept weglassen und den Smoothie vor dem Servieren im Kühlschrank abkühlen.

Anmerkung:
Kokosmilch ist eine gute Alternative zur Gewichtsabnahme gegenüber anderen Milcharten, da die darin enthaltenen mittelkettigen Fettsäuren schnell vom Körper aufgenommen und als Brennstoff verwendet werden, anstatt als Fett gespeichert zu werden.

Ananas-Kokosnuss Spinatsmoothie

Für 1 Glas

Inhaltsstoffe:
- 225g Spinat
- 440g Ananasstücke
- 50 ml Kokosmilch
- 125ml Wasser
- 110g Eiswürfel

Vorbereitung:
1. Alle Zutaten in den Mixer geben. Mischen, bis eine homogene Mischung entsteht.
2. In ein Glas füllen und sofort servieren.

Variation:
- Für einen Smoothie mit Biss, ersetzen Sie die Kokosmilch mit 110g Kokosnussfleisch.
- Sie können Spinat durch Römersalat oder anderes grünes Gemüse ersetzen.

Anmerkung:
Hier ist ein erfrischender Smoothie mit Ballaststoffen, Antioxidantien und Vitaminen A und C. Jedes Glas enthält etwa 110 Kalorien und 21 Gramm Kohlenhydrate.

Süsser Salat-Punch Smoothie

Für 1 Glas
Inhaltsstoffe:

- 225g Römersalat
- 110g frische Erdbeeren
- ½ mittelgroße Banane
- ½ Apfel (entkernt und gestückelt)
- 50g getrocknete Aprikosen
- 15 ml Leinsamen
- 125 ml pflanzliche Milch
- 110g Eiswürfel

Vorbereitung:

1. Salat, Erdbeeren und Milch vermischen, bis eine homogene Mischung entsteht.
2. Banane, Apfel, Aprikose und Leinsamen zugeben. Mischen mit hoher Geschwindigkeit.
3. Zuletzt Eiswürfel hinzufügen und nochmals mischen.
4. In ein großes Glas füllen und kalt trinken.

Variation:

- Aprikosen vor dem Mischen einweichen, um das Mischen zu erleichtern.
- Für eine sättingede Alternative 115 g Hafer hinzufügen.

Anmerkung:

- Römischer Salat ist gut für das Herz. Es ist reich an Beta-Carotin und Vitamin C, das die Bildung von Cholesterin in den Arterien verhindert. Folsäure im Salat hilft bei der Reparatur geschwächter Blutgefäße, und Kalium hilft bei der Senkung des Blutdrucks.
- Da der Salat einen leicht bitteren Geschmack hat, empfiehlt es sich, ihn mit süßen Früchten zu mischen.

Grüner Smoothie süss-saurer

Für 2 Gläser
Inhaltsstoffe:

- 60g Brokkoliröschen
- 60g Blumenkohlröschen
- 1 rosa Grapefruit
- 5g Leinsamen
- 5g Mandeln
- 20 g entsteinte und getrocknete Datteln (zur leichteren Durchmischung vorher einweichen)
- 115g getrocknete Aprikosen
- 125 ml pflanzliche Milch
- 250 ml Wasser

Vorbereitung:

1. Wasser, Milch, Brokkoli, Blumenkohl und Grapefruit in einen Mixer geben. Mischen, bis eine homogene Mischung entsteht.
2. Leinsamen, Mandeln, Datteln und Aprikosen zugeben. Nochmals mischen.
3. In ein großes Glas füllen und servieren.

Variation:

- Wenn Sie den Grapefruitgeschmack als zu intensiv empfinden, ersetzen Sie sie durch Orangen in gleicher Menge, um einen süsseren Geschmack zu erzielen.
- Fügen Sie mehr Wasser hinzu, wenn Sie Ihren Smoothie zu dickfüssig finden.

Anmerkung:

Kreuzblütler wie Blumenkohl und Brokkoli sind eine gute Alternative zu Blattgemüse, wenn Sie grüne Smoothies zubereiten möchten. Sie sind fettfrei, reich an Vitamin C und kohlenhydratarm.

"Orange Julius" Grüner Smoothie

Für 2 Gläser

Inhaltsstoffe:

- 225g Spinat
- 375ml frisch gepresster Orangensaft
- 1 entsteinte und getrocknete Dattel (vorher einweichen)
- 1,25 ml Vanille-Extrakt
- 110g Eiswürfel

Vorbereitung:

1. Spinat, Milch und Wasser glattrühren.
2. Restliche Zutaten zugeben und weiter mischen.
3. In große Gläser füllen und sofort servieren.

Variation:

Fügen Sie 5g Orangenschale hinzu, damit Ihr Smoothie etwas mehr Pep bekommt.

Anmerkung:

Dieses Rezept gibt Ihnen einen erfrischenden Smoothie mit Vitamin C, der Ihnen hilft, die schädlichen freien Radikale und Bakterien zu bekämpfen, die Krankheiten verursachen. Es ist auch eine nahrhafte Alternative zu einer kompletten Mahlzeit. Zum Frühstück macht es sich auch als ein guter Energydrink.

Grüner Tee-Mango Smoothie

Für 1 Glas
Inhaltsstoffe:
- 115g Spinat
- 115g Mangos in Scheiben geschnitten
- 15ml Honig
- 125 ml frisch gebrühter grüner Tee
- 115g leichter Joghurt
- 225g Eiswürfel

Vorbereitung:
1. Frisch gebrühten grünen Tee auf Raumtemperatur abkühlen lassen.
2. Die Mango schälen, entkernen und in Scheiben schneiden.
3. In einem Mixer Spinat, Joghurt und grünen Tee dazugeben. Mischen, bis eine glatte Mischung entsteht.
4. Restliche Zutaten zugeben und nochmals mischen.
5. In großen Gläsern sofort servieren.

Variation:
Statt Vanillejoghurt können Sie auch andere Geschmacksrichtungen ausprobieren, die gut zur Mango passen, wie Joghurt mit Geschmack nach roten Früchten oder Banane. Experimentieren Sie nach Ihrem eigenen Geschmack!

Anmerkung:
Dieser Smoothie auf Tee-Basis ist nicht nur köstlich und nährend, sondern auch ein ausgezeichneter Stoffwechselbooster, dank des Koffeins, der in grünem Tee enthalten ist.

Grüner Smoothie mit Pfirsichjoghurt

Für 1 Glas

Inhaltsstoffe:

- 225g Spinat
- 3 kleine Pfirsiche
- 10g Sesamsamen
- 60 g getrocknete Aprikosen (zum leichteren Anmischen vorher einweichen)
- 125 ml pflanzliche Milch
- 125ml Joghurt aus pflanzlicher Milch
- 115g Eiswürfel

Vorbereitung:

1. Spinat, Milch und Joghurt vermischen.
2. Die restlichen Zutaten dazugeben und glatt rühren.
3. In ein großes Glas füllen und servieren.

Variation:

- Für ein nahrhafteres Getränk beim Mischen 115 g Haferflocken zugeben.
- Vor dem Servieren eine Prise Zimt hinzufügen.

Anmerkung:

Probieren Sie Joghurt ohne Sojazucker als Alternative zu Milch. Joghurt enthält gesunde probiotische Bakterien, die das Immunsystem stärken und die Verdauung fördern.

Dickflüssige grüne Smoothies

Pistazien-Eiscreme - Smoothie

Für 2 Gläser

Inhaltsstoffe:

- 225g Grünkohl
- 440g reife Bananen, gewürfelt
- 115g Cashewnüsse
- 45ml Ahornsirup
- 5 ml Vanilleextrakt (alkoholfrei)
- 1,50g gehackter Ingwer
- 125ml gefiltertes Wasser
- 225g Eiswürfel
- Eine Prise Salz nach Ihrem Geschmack

Vorbereitung:

1. Alle Zutaten in den Mixer geben. Denken Sie daran, zuerst Flüssigkeiten und als letztes Gemüse hinzugeben. Restliche Zutaten dazwischen.
2. Mit hoher Geschwindigkeit mischen, bis ein glattes Gemisch entsteht.
3. In ein großes Glas füllen und servieren.

Variation:

Wenn Sie den Bananengeschmack in Ihrem Smoothie nicht mögen, ersetzen Sie ihn mit Chiasamen. 60 g Chiasamen in 500 ml gefiltertem Wasser über Nacht einweichen. Legen Sie die abgetropften Samen am nächsten Morgen in Ihren Smoothie.

Anmerkung:

Die interessante Mischung aus Grünkohl, Banane, Cashewkernen, Vanille, Ahornsirup und Ingwer in diesem Rezept gibt ihm einen Pistazieneis-Geschmack. Besser noch,

es hat alle Vorteile des Grünkohls, der reich an Kalzium,
Mangan, Ballaststoffen, Vitaminen A, C und K ist.

Erdbeer-Haferflocken Smoothie

Für 1 Glas
Inhaltsstoffe:
- 115g frische Erdbeeren
- 1 großer Selleriestiel
- 115g Haferflocken
- 250 ml Hafermilch
- 10g Kürbiskerne
- 125ml destilliertes Wasser
- 115g Eiswürfel

Vorbereitung:
1. Sellerie in 5 cm lange Streifen schneiden, um das Mischen zu erleichtern.
2. Sellerie, Haferflocken, Eiswürfel und Wasser in einen Mixer geben und mit hoher Geschwindigkeit mischen. Erdbeeren, Kürbiskerne und Milch dazugeben und glatt rühren.
3. In ein großes Glas füllen und servieren.
1. Variation
2. Für einen Frische-Kick 115 g Ananasstücke dem Rezept hinzufügen.

Anmerkung:
Erdbeeren sind ausgezeichnete Antioxidantien, die den Alterungsprozess verlangsamen, indem sie freie Radikale im Körper blockieren.

Brokkoli-Heidelbeere Super Smoothie

Für 1 Glas
Inhaltsstoffe:

- 15g Brokkoli
- 115g Heidelbeeren
- 115g Bananen in Scheiben geschnitten
- 115g Hafer
- 10g Sonnenblumenkerne
- 125 ml pflanzliche Milch Ihrer Wahl
- 125ml Wasser
- 115g Eiswürfel

Vorbereitung:

1. Eiswürfel, Wasser, Brokkoli und Haferflocken in einen Mixer geben. Mischen mit hoher Geschwindigkeit.
2. Milch, Heidelbeeren, Bananen und Sonnenblumenkerne zugeben. Glatt rühren.
3. In ein großes Glas füllen und servieren.

Variation:

Geben Sie etwa 50 g Rosinen (oder eine beliebige getrocknete Frucht), um einen ballaststoffreichen Smoothie zu bekommen.

Anmerkung:

- Heidelbeere ist eine ausgezeichnete Frucht für Gewichtsverlust, weil sie hilft, überschüssiges Bauchfett loszuwerden und beschleunigt den Gewichtsverlust im gesamten Körper.

- Brokkoli ist ein hervorragendes Gemüse zur Gewichtsreduktion, da es reich an Folsäure, Mangan und den Vitaminen A und K ist. Es ist auch reich an Ballaststoffen und sehr cholesterinarm. Sie können Brokkoli nach Belieben essen und Sie werden sich fühlen sich ohne übermässige Kalorien satt fühlen!

<u>Orange- Erdbeere -Löwenzahn Smoothie</u>

Für 1 Glas

Inhaltsstoffe:
- 225g Löwenzahnblätter
- 125 ml frisch gepresster Orangensaft
- 440g Erdbeeren
- 10 Pekannüsse
- 115g von entsteinten Daten
- 15g Hafer
- 2,5 ml Vanille-Extrakt
- 2g Zimt
- 50ml Wasser

Vorbereitung:
1. Wasser, Orangensaft, Erdbeeren und Löwenzahnblätter in einen Mixer geben. Mischen, bis eine homogene Mischung entsteht.
2. Danach die restlichen Zutaten zugeben und nochmals mischen
3. In ein großes Glas füllen und servieren.

Variation
- Wenn Sie Nüsse und Hafer in einen Smoothie einarbeiten, tränken Sie diese vor der Zubereitung Ihres Getränks ein, um das Mischen zu erleichtern.
- Vor dem Trinken im Kühlschrank oder Gefrierschrank abkühlen lassen, wenn Sie einen kühleren Smoothie möchten.

Anmerkung:
Es gibt viele Vorteile, die von Löwenzähnen kommen wie Gewichtsverlust, verbesserte Verdauung, Blutreinigung, Entgiftung der Leber und sogar eine Verringerung der Akne. Auch wenn sie bitterer schmecken als anderes Gemüse, denken Sie an all die Vorteile, die Sie von diesem Smoothie bekommen können!

Grüner Müsli Smoothie

Für 1 Glas
Inhaltsstoffe:
- 115g Römersalat
- 115g Stück reife Mangostücke
- 115g reife Bananen in Scheiben
- 115g Müsli
- 10g Sesamsamen
- 55g entsteinte Datteln
- 125 ml pflanzliche Milch
- 125ml destilliertes Wasser

Vorbereitung:
1. Wasser, Milch, Müsli und Salat in einen Mixer geben. Vorsichtig mischen.
2. Die restlichen Zutaten zugeben und so lange mischen, bis eine glatte Mischung entsteht.
3. In ein großes Glas füllen und geniessen.

Variation:
Wenn Sie einen kalten Smoothie möchten, nehmen Sie nur 50 ml Wasser und geben Sie 6 Eiswürfel hinzu. Eine andere Alternative ist, den Smoothie vor dem Essen für ein paar Minuten in den Gefrierschrank zu legen.

Anmerkung:
Mit Müsli statt den üblichen Haferflocken verleihen Sie Ihrem Smoothie einen gerösteten Geschmack Geschmack. Müsli enthält alle Vorteile einer gesunden Mahlzeit (Früchte, Ballaststoffe, Kalzium und Eiweiss)

Sieben gesunde und leckere Smoothie-Rezepte als Bonus

Anmerkung: In den folgenden Rezepten dient die "Tasse" als Maßeinheit. Zum besseren Verständnis: Eine Tasse entspricht 240 ml Flüssigkeit, was etwa der Menge in einem Glas oder einem kleinen Becher gleichkommt.

Orangen-Spinat-Überraschung

Inhaltsstoffe:
- 1 geschälte Orange
- 1/2 geschälte Banane
- 1 Tasse Spinat
- 1/2 Tasse Wasser
- 1 Teelöffel Leinsamen
- Eiswürfel nach Bedarf

Zubereitung: Mixen Sie alle Zutaten zusammen mit den Eiswürfeln bis zur gewünschten Konsistenz. Servieren Sie den Smoothie frisch und kühl.

Grüner Avocado-Smoothie

Inhaltsstoffe:
- 1/2 Tasse Ananasstücke
- 1/2 gewürfelte Avocado
- 1 Tasse frischer Spinat
- 1/2 Tasse Kokosnusswasser
- 1 Esslöffel Hanfsamen
- 1 gefrorene, in Scheiben geschnittene Banane

Zubereitung: Alle Zutaten bis zur gewünschten Konsistenz pürieren und gekühlt servieren.

Grüner Entgiftungs-Smoothie

Inhaltsstoffe:
- 1 Tasse Bio-Grünkohl
- 1/2 Tasse Petersilie
- 1 Tasse Gurke
- 1/2 Tasse Ananas
- Saft einer Zitrone
- 1/2 Avocado
- 1 Tasse ungesüßter grüner Tee
- 1 Esslöffel frisch geriebener Ingwer

Zubereitung: Den Zitronensaft und alle anderen Zutaten in den Mixer geben und zu einer gleichmäßigen Konsistenz mixen.

Römischer Salat-Smoothie

Inhaltsstoffe:
- 1 Tasse Wasser
- 1 kleingeschnittener Apfel
- 1 Tasse gehackter Bio-Römersalat
- 1/2 Tasse Spinat
- 1/2 Tasse gehackter Staudensellerie
- 1/2 gefrorene, geschnittene Banane
- 1 zerkleinerte Birne

Zubereitung: Beginnen Sie mit dem Salat, Spinat und Wasser. Mixen Sie alles glatt, bevor Sie die restlichen Zutaten hinzufügen. Nach dem Hinzufügen der Banane nochmals mixen, bis der Smoothie cremig ist.

Von Ingwer geküsster Grünkohl-Smoothie

Inhaltsstoffe:

- 2 große Grünkohlblätter
- 1/2 Strauß Petersilie
- 1/2 Tasse Gurke
- 1/2 Tasse Ananasstücke
- 1/2 Apfel
- 1 Tasse Staudensellerie
- 1/2 Tasse Wasser
- 1 Esslöffel geriebener Ingwer

Zubereitung: Alle Zutaten in den Mixer geben und bis zur gewünschten Konsistenz pürieren.

Kool Kiwi Spinat-Smoothie

Inhaltsstoffe:

- 1 Tasse Spinat
- 1 Tasse Erdbeeren
- 1 Tasse Gurke
- 1 Teelöffel Hanfsamen (optional)
- 1 gefrorene, in Scheiben geschnittene Banane
- 1 Tasse Kiwi-Frucht
- 1 Tasse Wasser

Zubereitung: Alle Zutaten im Mixer pürieren und gekühlt servieren.

Tropischer Smoothie-Traum

Inhaltsstoffe:
- 1/2 Tasse Petersilie
- 1/2 Tasse Gurke
- 1/2 in Scheiben geschnittene und gefrorene Banane
- 1 Stange Staudensellerie
- 1 Tasse Ananasstücke
- 1/2 Tasse Pfirsichstücke
- 1/2 Teelöffel geriebener Ingwer
- 1 Tasse Kokosnusswasser

Zubereitung: Alle Zutaten im Mixer zu einem glatten Smoothie verarbeiten und gekühlt genießen.

Diese kreativen und gesunden Smoothie-Rezepte sind perfekt, um Ihren Tag mit einer Portion Frische zu beginnen oder eine gesunde Zwischenmahlzeit zu genießen.

Schlussfolgerung

Obwohl dieses Buch sich auf die gesundheitlichen Vorteile von grünen Smoothies konzentriert, sollten Sie sich nicht scheuen, auch andere Varianten auszuprobieren. Es gibt keine strikten Regeln, und Ihre Ernährung muss nicht ausschließlich aus grünen Smoothies bestehen. Lassen Sie sich Zeit, sich an den Geschmack zu gewöhnen, aber bleiben Sie am Ball. Gesund und fit zu sein bedeutet nicht, auf wichtige Nährstoffe oder den Genuss guter Speisen verzichten zu müssen. Es ist durchaus möglich, die Kalorienaufnahme zu reduzieren und dabei eine Vielzahl köstlicher Lebensmittel zu genießen. Grüne Smoothies sind dabei ein wertvolles Hilfsmittel auf Ihrem Weg zur Gewichtsreduktion.

Wir hoffen, dass diese Rezepte Ihnen helfen, auf Ihrem Weg zu besserer Gesundheit voranzuschreiten und dass sie nur der Beginn eines langen und erfolgreichen Abenteuers in der Welt der grünen Smoothies sind. Nutzen Sie Ihre Kreativität, um neue Rezepte zu kreieren, die verschiedene Sorten grünen Gemüses, Obst und Samen beinhalten. Probieren Sie mutige neue Kombinationen aus und begrüßen Sie diese gesunde Lebensweise mit offenen Armen.

Bonuskapitel
Grundsätze der Hygiene

Der folgende Abschnitt umfasst Prinzipien und Naturgesetze, die sich allgemein auf Ihre Gesundheitsangewohnheiten beziehen. Allein diese Prinzipien der Lebenshygiene **könnten** die Antwort auf viele heutige Krankheiten sein. Dieses Kapitel ist in einem etwas seltsamen Tonfall geschrieben, es ist bewusst und beabsichtigt.

Der Zweck dieses Kapitels ist es, Ihnen bewusst zu machen, daß Ihre täglichen Gewohnheiten eine sehr wichtige Rolle für Ihre Gesundheit spielen.

Die richtigen Ärzte auswählen:

Ärzte aussuchen, welche die Naturgesetze respektieren. Wenn es nötig ist, heilen diese Sie mit alternativen Heilmitteln, die in Harmonie mit der Natur sind. Diese Ärzte haben gelernt, die Botschaften, die Ihnen Ihr Körper durch die Schmerzsignale sendet, zu deuten.

Diese Ärzte versuchen nicht Ihre Schmerzen und Krankheiten mit künstlichen Stoffen zu verschleiern, weil diese künstlich hergestellten Stoffe Sie zur Krankheit führen. Sie wissen, daß Krankheit und Schmerz nur Botschaften Ihres Körpers sind, die Ihnen zu Ordnung und Gleichgewicht in Ihrem Leben verhelfen.

Sie heilen Sie, indem sie durch Dialog, durch Erkundung Ihres Körpers und letztendlich durch wissenschaftliche Untersuchungen wie Blutproben oder Röntgenbilder versuchen, die Ursachen Ihres Ungleichgewichts zu finden, um Ihnen helfen zu können.

Um Ihre Schmerzen zu lindern, benutzen sie vor allem Pflanzen oder Hilfsmittel, um Ihre Organe, Sehnen, Nerven, Muskeln und Knochen wieder in Einklang zu bringen und sie verhelfen, die Energie Ihres Körpers wieder in Gleichgewicht zu bringen.

Meiden Sie Ärzte, die versuchen, Ihre Schmerzen und Symptome Ihres Ungleichgewichts zu verschleiern, ohne Sie von den Ursachen Ihrer Krankheiten geheilt zu haben. Um das zu erreichen, zwingen sie Sie, immer mehr künstliche Stoffe und Medikamente, die der Mensch erfunden hat zu benutzen.

Diese vergiften Sie bloss immer mehr, verschlimmern Ihre Krankheiten oder führen andere herbei. Sie führen Sie zwangsläufig zu einem vorzeitigen Tod, manchmal mit großen Schmerzen.

Wenn Ihr Körper gesund ist, sind Keime und Bakterien nicht Ihre Feinde, sondern Ihre Freunde. Sie existieren, um Ihren Körper zu reinigen und Ihre Immunabwehr zu stärken. Sie haben jederzeit anderthalb Kilo Bakterien und Mikroben in Ihrem Körper. Sie befinden sich in Ihrem Blut, in Ihren Lungen und in Ihrem Verdauungstrakt, um Ihre Immunabwehr zu stärken und Ihre Gesundheit zu verbessern.

Ein guter Arzt zielt nicht darauf ab, die Bakterien und Mikroben in Ihrem Körper durch den Einsatz von antibakteriellen und antimikrobiellen Mitteln zu eliminieren. Vielmehr geht es darum, den allgemeinen Gesundheitszustand zu verbessern, sodass diese Mikroorganismen ihre natürliche Funktion der Reinigung und Abwehr erfüllen und Sie so vor Krankheiten schützen können. Im Gegensatz dazu neigen weniger kompetente Ärzte dazu, einen gegenteiligen Ansatz zu verfolgen.

Es ist, als würden Sie vergeblich versuchen, Stechmücken und Keime aus einem Sumpf zu beseitigen, obwohl diese gerade dazu da sind, um den Sumpf zu reinigen. Wenn ein Sumpf manchmal auch lästig sein kann, reicht es aus, das Grundstück trocken zu legen und die Stechmücken und Keime verschwinden von selbst, wenn es den Sumpf nicht mehr gibt und der Becken gereinigt ist.

Und genauso ist es mit dem menschlichen Körper. Lassen Sie die Mikroben und die Bakterien ihre wichtige Arbeit innerhalb des Körpers erledigen und was Sie angeht, so reinigen Sie Ihren Körper einfach, indem Sie die Grundsätze einer guten Lebensweise respektieren. Beachten Sie jedoch, daß das nicht heißt, Sie sollten jeglichen Ärzten aus dem Wege gehen.

Die Medizin hat sich während der Jahrhunderte sehr entwickelt. Es gibt sehr gute Ärzte und es liegt an Ihnen, diese zu finden. Wenn ein guter Arzt ausnahmsweise Medikamente aus der wissenschaftlichen Forschung benutzen muss, wird er sich auf die Krankenhäuser und Labore stützen, um die Ursachen Ihrer Krankheitsbilder zu finden und sie zu diagnostizieren, damit Ihr Körper saniert werden kann.

Ernährung:

Im Laufe der Jahrtausende hat die Natur ständig die Durchblutung verbessert und das Immunsystem der Menschen verstärkt. Heutzutage sind es nicht die Keime, die Krankheiten mit sich bringen, sondern die schlechten Lebensgewohnheiten.

Das Reinigen Ihres Körper mit guten Lebensgewohnheiten wird es Ihnen ermöglichen, sich auf natürliche Weise vor eventuellen schädlichen Mikroben, Viren oder Bakterien zu schützen.

Um Ihre Speisen würzen sollten Sie künstliche Stoffe meiden und Kräuter und natürliche pflanzliche Gewürze bevorzugen.

Halten Sie die künstlichen Stoffe, die der Mensch angefertigt hat, fern von Ihren Speisen. Diese sollen vermeintlich die Speisen konservieren, ihre Textur verbessern, ihre Farbe verschönern oder ihren Geschmack verbessern. Sie beeinträchtigen die Harmonie und das Gleichgewicht Ihres Körpers.

Halten Sie sich fern von künstlicher industrieller Fertignahrung und bereiten Sie die Speisen, die Sie essen wollen, selber zu. Industriell verarbeitete Lebensmittel enthalten nicht nur künstliche Stoffe, sondern sind auch noch verfälscht und es fehlen ihnen die wichtigsten Nährstoffe und natürlichen Spurenelemente.

Sie haben schon gesehen, daß Sie, um die elliptische Stabilität Ihres Körpers aufrecht zu erhalten, nicht versuchen sollten, sich durch künstlich geschaffene synthetische Medikamente zu heilen, oder Ihre Speisen zu ändern, ausser wenn diese von einem zuständigen Arzt verschrieben wurden. Genauso müssen Sie sich von jeglichen Substanzen enthalten, die das Bewusstsein stören oder ändern könnten.

Somit müssen Sie es unterlassen, synthetische Substanzen wie Heroin einzunehmen, das aus Mohn gewonnen wird oder Cola, das vom Kolabäumen gewonnen wird. Diese synthetisierten oder raffinierten Pflanzen verändern, erregen oder betäuben die natürliche Wahrnehmung Ihrer Sinne.

Ursprünglich stammen alle Medikamente von Pflanzen, die mit Vernunft und ausschließlich in der Heilkunst oder zur Dekoration Ihres Heimes benutzt werden sollten.

Sie müssen verstehen, daß jedes mal, wenn Sie Ihre Haut piercen oder Ihre Organe, zum Beispiel Ihre Zunge oder

Zähne, um irgendwelche Metallteile reinzustecken oder verschiedene Metalle mischen, Sie Ihren Körper respektlos behandeln und Ihr Körper ist schon ein Wunder an sich.

Genauso ist es, wenn Sie die Textur Ihrer Haut oder Ihrer Zähne verändern, indem Sie sich irgendwelche Fremdkörper wie Tinte, Quecksilber oder Blei einführen lassen. Wenn Sie Einstiche oder Änderungen der Harmonie vor allem Ihrer Haut und Ihres Körpers im allgemein zulassen, die keine medizinischen Eingriffe sind, behandeln Sie Ihren Körper respektlos.

Falls Sie solche Praktiken schon angewendet haben, können Sie rückhaltlos damit aufhören und Ihre Gesundheit wieder aufbauen.

Sie werden keine Pflanzen rauchen. Tabak, Mohn und Cannabis braucht man, um Prellungen und einige Krankheiten zu heilen.

Keine Pflanze ist dazu da, um geraucht zu werden. Ihr Anblick erfreut uns, wir benutzen sie in unseren Speisen oder, wie schon erwähnt, mit Vernunft in der Heilkunst oder zur Dekoration unseres Heims.

Sie werden Ihren Konsum von Tee und Kaffee auf maximal 3 Tassen pro Tag beschränken. Bei größeren Mengen werden die Bestandteile Teein und Koffein, die diese warmen Getränke enthalten, Ihre Synapsen beschädigen und somit Ihre Lebenserwartung verkürzen. In der Zwischenzeit werden Ihr Gedächtnis, Ihre Fähigkeit zur Analyse und Synthese immer weniger funktionieren.

Ebenso verzichten Sie absolut auf jene kalten industriellen Getränke, die die Menschen seit dem 20. Jahrhundert *Soda* nennen. Die künstlichen Zusätze wie Süßstoffe, die sich in diesen Getränken befinden, verändern genauso die

Wirksamkeit Ihrer Synapsen, zerstören Ihre Nervenzellen und führen zu körperlichen Fehlfunktionen. Dadurch entstehen Krankheiten wie jene, die Sie unter dem Namen Alzheimer-Krankheit kennen und diese verkürzen Ihre Lebenserwartung.

Verschiedene Früchte und Ölsaaten, frisch gepflückt, reif und aus regionaler Herstellung sind Grundnahrungsmittel in Ihrer Ernährung. Je nach Ihrem Appetit, nach dem Waschen und Schälen, unter Ausschluss anderer Nahrungsmittel, während des Frühstücks. Sie können sie auch etwa 30 Minuten vor dem Mittag- oder Abendessen und auch zwischen den Mahlzeiten essen.

Ernähren Sie sich von der Farbe und dem Duft des Obstes. Spüren Sie im Obst das Leben, das Ihre Geschmacksknospen und Ihren Verdauungsapparat genießen lässt, während die Nahrung in die Tiefe Ihres Körpers eindringt.

Um diese schöne Harmonie zu genießen, kauen Sie langsam, wenn Sie Obst oder eine Nuss essen, bis die Frucht in Ihrem Mund flüssig wird.

Zögern Sie nicht, wenn Sie das Bedürfnis empfinden, zwischen den Mahlzeiten Schalenfrüchte langsam, genauso wie Obst, zu kauen, zum Beispiel Walnüsse, Haselnüsse oder Cashewnüsse. Diese Trockenfrüchte verändern sich in Ihrem Mund in Pflanzenmilch und bringen Ihrem Körper Spurenelemente, die sehr wichtig für Ihre Gesundheit sind.

Sie werden dabei nach und nach merken, daß Sie immer weniger Lust auf große Mahlzeiten mit gekochten Speisen und langer Vorbereitungszeit haben werden.

Um die Mittagszeit und Abends essen Sie soviel gemischtes Gemüse wie Sie wollen, bevorzugen Sie allerdings Gemüse, das Sie roh essen können. Schälen Sie es und waschen Sie es gut unter fließendem Wasser.

Wenn Sie Gemüse schälen, auch jenes, daß in der Erde wächst, wie zum Beispiel Karotten oder Kartoffeln sowie Knoblauch, Zwiebeln oder Pilze, müssen Sie sich keine Sorgen machen, dabei ein mikroskopisches Wesen töten zu können, wie zum Beispiel Bakterien oder Mikroben, die dazu bestimmt sind, von den Menschen beschützt zu werden und in Harmonie mit ihm leben, wenn er sein Gemüse schält.

Auch wenn Sie auf ein Höchstmaß an Hygiene achten, vergessen Sie nicht, Sie haben in und auf Ihnen Milliarden von unendlich kleinen Lebewesen sowie Bakterien oder Mikroben, die zum Gleichgewicht Ihrer Haut, all Ihrer Organe und vor allem zu Ihres Verdauungssystems beitragen.

Reis, Weizen und alle Getreidesorten, die sich natürlich selbst reproduzieren können, sind die Goldkörner Ihrer Ernährung.

Sie sind zur menschlichen Ernährung absolut geeignet, falls sie nicht durch genetische Manipulationen steril gemacht worden sind. Die Hülsenfrüchte wie Bohnen, Erbsen und Linsen sind täglich notwendig, zusätzlich zu den anderen Lebensmitteln, für den Aufbau und die Neubildung Ihrer Zellen, vor allem die Ihrer Muskeln und der Harmonie Ihres Blutes.

Sie sollten diese Getreide und Hülsenfrüchte in Maßen jeden Tag verzehren, am besten Mittags und nicht Abends, weil sie Elemente enthalten, die notwendig sind zum Aufbau und zur Neubildung Ihrer Zellen. Sie werden allerdings langsamer verdaut als Obst und Gemüse.

Zwischen den Mahlzeiten verzehren Sie 8 oder 10 Ölsaaten, zum Beispiel Walnüsse, Mandeln oder Haselnüsse, aber tun Sie es, indem Sie langsam kauen, bis Sie die Pflanzenmilch spüren, die dabei herauskommt.

Aber trinken Sie keine industriellen pflanzlichen Milchsorten oder Sojamilch, weil die industriellen pflanzlichen

Milcherzeugnisse so gut wie keine natürlichen Vitamine und Spurenelemente enthalten.

Genauso wie beim Obst am Morgen, wenn Sie rohes oder gekochtes Gemüse verzehren, Getreide oder Hülsenfrüchte, ernähren Sie sich von der Farbe und vom Geruch jedes dieser Lebensmittel, die Sie zum Munde führen.

Wenn Sie Nahrung zu sich nehmen, tun Sie es langsam, respektvoll, mit Dankbarkeit und Anerkennung für diese lebendige Nahrung.

Ihr Körper muss 2 - 3 Liter Wasser pro Tag aufnehmen. Dieses Wasser erhalten Sie vor allem aus der täglichen Ernährung, die aus Obst, Hülsenfrüchten, rohem Gemüse und Keimlingen besteht.

Sie werden Ihren Wasserbedarf ergänzen, indem Sie täglich zwischen den Mahlzeiten *(und niemals während der Mahlzeiten)* zusätzlich 1 - 2 Liter Wasser pro Tag trinken.

Aber trinken Sie nicht oder sehr wenig während der Mahlzeiten, um die Nährstoffe Ihrer Mahlzeiten nicht zu ertränken oder zu zerstören. Wenn Sie diese einfachen Regeln des gesunden Menschenverstands befolgen, werden Sie sich einer hervorragenden Gesundheit erfreuen.

Fasten und Ruhe :

Heute gibt es eine sehr große Anzahl von Studien, welche die unglaublichen therapeutischen und reinigenden Vorzüge des Fastens hervorheben:
Gewichtsabnahme, Besserung bei bestimmten chronischen Krankheiten, Verbesserung der kognitiven Fähigkeiten, Reinigung des Verdauungssystems und allgemeine Entschlackung unseres Körpers und so weiter.

Der Autor geht davon aus, daß wir zu viel essen, und daß das Fasten es dem Körper erlaubt, sich auszuruhen und sich zu reinigen. Der Körper wird dann von alten Zellen, Fett, Abfallstoffen und Giftstoffen gereinigt, die ihn überladen.

Fasten hat nichts mit Anorexie zu tun, die eine Krankheit ist. Es ist nicht gefährlich, es ist für jedermann zugänglich (außer in einigen wenigen pathologischen Fällen), denn wir haben Reserven, die problemlos für mehrere Tage ausreichen.

Es gibt mehrere Arten des Fastens:
- Das Wasserfasten
- Trockenes Fasten
- Intermittierendes Fasten

Wir laden Sie ein, sich über all diese Arten des Fastens zu informieren.

Aber hier geht es um mehr als nur um Essen, dies ist eine vollständige Lebensphilosophie. Es geht um das Ausruhen aus allen Blickwinkeln: Medien, Technologie, Musik.

Warum reduzieren Sie nicht die Zeit, die Sie mit Ihrem Telefon verbringen - die Zeit, die Sie damit verbringen, negative Nachrichten zu sehen, zu lange Musik bei hoher Lautstärke zu hören?

All dies überreizt Ihren Körper.

Obwohl das Kapitel, das Sie gerade gelesen haben, gewissermassen in einem Befehlton verfasst ist, soll es

Ihnen vor allem neue Ideen aufzeigen und Sie zum
Nachdenken auffordern.
Ziel ist es, Ihnen zu zeigen, daß ein gesunder Lebensstil
sehr wichtig für Ihre gesamte Gesundheit ist.
Der gesunde Lebensstil ermöglicht es Ihnen, den
Genesungsprozess zu begleiten und ebenso neue
Krankheiten in der Zukunft vorzubeugen.

Das Schlusswort
Danke !

Glückwunsch, nun sind Sie ans Ende dieses Buches angelangt.

Sie haben verstanden, daß es wichtig ist, sich selber und seinem Körper Gutes zu tun !

Ihre Gesundheit sollte Ihre höchste Priorität Nummer sein !

Weil in der Tat : **Gibt es für den Menschen ein kostbareres Gut als die Gesundheit ?**

Wie immer bitten wir Sie, einen Arzt zu konsultieren, bevor Sie etwas unternehmen. Dieses Buch ist nur eine Zusammenfassung von Ratschlägen die sich bewährt haben, aber vergessen Sie nicht, daß kein Buch die Diagnose eines qualifizierten Arztes ersetzen könnte.

Ihr Geschenk:
Kostenloses eBook über alkalische Lebensmittel

Als Dank dafür, daß dieses Buch gelesen haben, schenken wir Ihnen ein digitales Buch im PDF Format, daß Sie zu Hause lesen können !

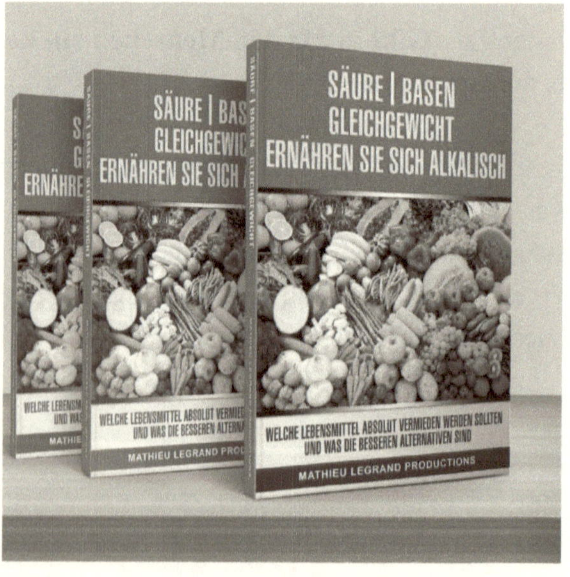

Dieses Buch handelt von dem Säure-Basen-Gleichgewicht Ihres Körpers. Sie werden lernen, wie man dieses Gleichgewicht reguliert. Welche Speisen man meiden sollte und welche Speisen man bevorzugen sollte.

Für eine kostenlose Leseprobe des Buches können Sie diesen Weblink besuchen:

<u>https://katvio.com/buch</u>

Sie können den folgenden QR-Code auch mit Ihrem Smartphone scannen, der Link wird dann automatisch geöffnet:

Ihre Meinung !

Wenn Sie mit diesem Buch nicht zufrieden sind, können Sie sich an den Autor dieses Buches wenden, um ihm Ihre Kommentare mitzuteilen.

Es ist uns ein wichtiges Anliegen, dieses Buch kontinuierlich zu verbessern. Wenn Sie ein Feedback oder eine Verbesserung einreichen möchten, können Sie sich über diesen Link direkt an den Autor wenden:

https://katvio.com/ruckmeldung

Außerdem – wenn Sie der Meinung sind, dieses Buch könnte anderen Menschen helfen, dann ist der beste Weg, eine positive Bewertung auf der Webseite zu hinterlassen, auf der Sie das Buch gekauft haben.

Wir wünschen Ihnen gesund zu bleiben !

Pauline PATRY

www.ingramcontent.com/pod-product-compliance
Lightning Source LLC
Chambersburg PA
CBHW051220250726
48655CB00006B/2519